U0320406

# 四大名著知中医

主编　李德杏

编委　（按姓氏笔画排序）

邓帅帅　孙　远

孙欣慰

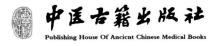
中医古籍出版社
Publishing House Of Ancient Chinese Medical Books

# 前 言

　　中医药学凝聚着深邃的哲学智慧和中华民族几千年的健康养生理念及其实践经验，是中国古代科学的瑰宝，也是打开中华文明宝库的钥匙。

　　青少年是中医文化继承和传播的未来和希望。用喜闻乐见的形式将中医文化传递给孩子们，让他们尽早接触中医、认可中医、喜爱中医，中医文化的传承才有根基。

　　本套书的作者来自天津中医药大学和中国中医科学院，他们既是中医从业者，又是年轻的父母。讲好中医故事是中医人的使命，给自己的孩子讲中医又多了一份亲情和责任。作者们从自身专业出发，又从为人父母的视角，用心在给自己的孩子们写好中医故事，讲好中医故事。应该说这不仅仅是一部中医故事读本，更是当代中医人对下一代的期望和爱……

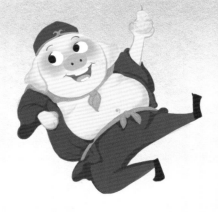

# 目 录

# 晕船与赤壁之败

**读一读**

　　曹操攻打江东之际，苦于很多士兵因为晕船而无法正常操练。正在一筹莫展之时，名满天下的谋士庞统前来"归降"，曹操趁机向庞统询问解决士兵晕船的办法。庞统提出把战船或30艘或50艘用铁索连接在一起，这样船只在江面上就不会颠簸了，而且还可以在铁索上铺上木板，人马都可以在船上行走。这样就不用担心士兵因为晕船而呕吐、头晕了。曹操欣然接受了庞统的建议，把船只连接在了一起。

　　但是当黄盖带船施行火攻的时候，连在一起的船只不能及时疏散，一时间曹操的整个军营变成了一片火海。

**学一学**

赤壁之战是《三国演义》中非常重要的一个转折点，曹操此战大败，给了孙权和刘备与之形成三足鼎立之势的机会。而此战的关键点在于曹军不适应江面上的舟船颠簸，很多人出现了呕吐、头晕的症状。这就是我们现在所说的晕船。

什么是晕船呢？晕船是由摇摆、颠簸等加速运动刺激人体的前庭神经而发生的疾病，与晕车一样属于晕动病。晕船非常痛苦，刚开始会有胃部不适、恶心的感觉，严重者会呕吐，还会伴随面色苍白、冷汗淋漓、眩晕等症状，甚至会引起血压下降。晕船症状有轻有重，在乘船结束十分钟或数小时候后减轻或消失。

那么晕船能不能预防或缓解呢？答案是肯定的。藿香正气水就是一种非常好的预防和缓解晕船症状的中成药。它一般用于治疗外感风寒、内伤湿滞或夏伤暑湿所致的感冒，也是一种很好的预防晕船的必备品。同时还有软胶囊和滴丸等剂型，服用、携带都很方便。此外，还可以通过按摩腧穴预防晕船，如鸠尾、内关。鸠尾穴在心窝的正下方，内关穴在腕横纹上二寸处。按摩这两个腧穴能够消除疲劳、缓解上腹部不适。我们可以一边吐气，一边按摩大约 6 秒，重复 10 次，便可以缓解晕船呕吐的症状。是不是很神奇呢？

**说一说**

藿香正气水是生活中常见的中成药，同学们有没有喝过藿香正气水？说一说都是在什么情况下喝它的呢？

# 诸葛亮三气周瑜

　　《三国演义》中记载了"诸葛亮三气周瑜"的故事。第五十一回讲到，曹操虽然在赤壁之战大败，但是留下猛将曹仁据守南郡，孙刘两家都想将南郡收入囊中，诸葛亮与周瑜约定，如果周瑜夺取南郡失败，诸葛亮再去攻打。周瑜第一次夺取南郡失利并被毒箭所伤，之后将计就计，打败了曹军，但是诸葛亮却趁机夺取了南郡。周瑜因生气导致背部伤口迸（bèng）裂，摔下马背。第五十五回，诸葛亮安排刘备到江东成功迎娶到孙权的妹妹，并顺利返回，还安排士兵讥讽周

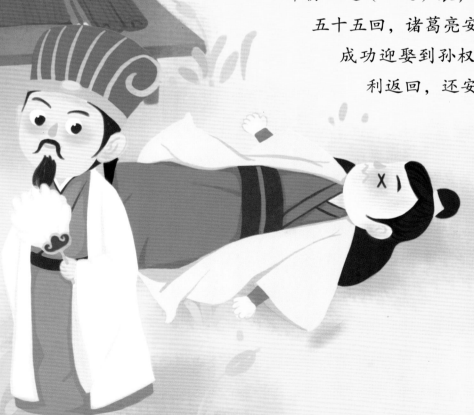

瑜"周郎妙计安天下，赔了夫人又折兵"。周瑜再次因生气导致旧伤迸裂。第五十六回，刘备和诸葛亮向江东承诺攻取西川后必归还荆州，但又迟迟不发兵西川。周瑜假装帮助刘备攻取西川，因为江东的军队若攻取西川必途经荆州，周瑜进攻西川是假，真实的目的是想夺回荆州，然而此计却被诸葛亮识破了。周瑜在荆州被围困，吃了败仗，因生气导致旧伤再次复发，最终不治身亡。

## 学一学

"三气周瑜"讲述了诸葛亮三次识破周瑜的计谋，而周瑜则因气愤难平导致旧伤迸裂身亡的故事。其实此事是作者罗贯中为了体现诸葛亮的智谋而虚构的，历史上的周瑜是一个非常大度并有智谋的人。

故事虽然是虚构的，但是生气对我们的身体确实危害很大，很多疾病都是由生气引发的。中医七情致病理论认为怒伤肝，生活中有很多常见疾病都与生气有关。我们在生气的时候会血压升高，气血上涌，满面通红，甚至还有因生气而发生晕厥的情况。

还有很多疾病的恶化和复发也都是由生气引发的，特别是心脑血管疾病，如中风、心肌梗死等。

## 说一说

我们在生活中一定要保持一颗平常心，遇事不要急躁，也不要动不动就生气。同学们，爸爸妈妈会发脾气吗？仔细想一想，他们都是在什么情况下生气的，当爸爸妈妈生气的时候你会怎么做？

# 关云长刮骨疗毒

**读一读**

　　关羽攻打樊城时，不慎中毒箭落马，因箭上毒药已浸透入骨，导致右臂不能活动。正在众人焦急又无奈的时候，华佗前来求见。华佗是当时的名医，他听说关将军身中毒箭，特意前来医治。华佗想用刮去骨头上毒液的方法给关羽解毒，可想而知，刮去入骨之毒是非常疼痛的，但关羽却拒绝使用麻醉药。最后关羽一边与部下饮酒下棋，一边把受伤的胳膊伸出让华佗刮骨疗毒。旁边看到手术过程的人都大惊失色，关羽仍然像平常一样谈笑风生。华佗做完手术后，感慨他行医一生，从未见过像关羽这样的英雄人物。

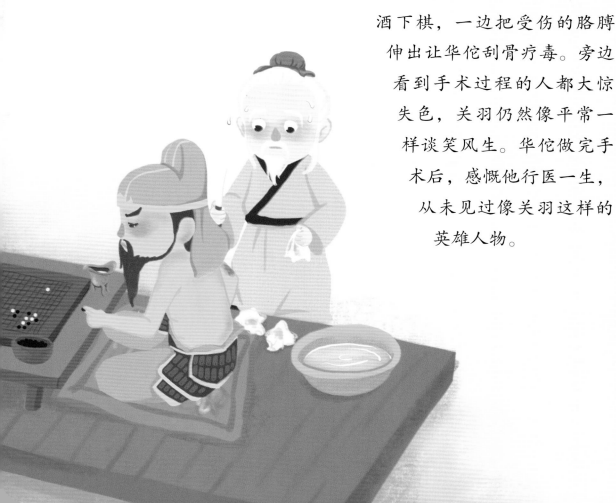

## 学一学

关羽，字云长，是《三国演义》中忠义英勇的典型代表。华佗是东汉末年的名医，精通外科。所谓"刮骨疗毒"就是中医外科的刮骨疗法，医者用经火高温消毒过的刀将病人被毒腐蚀的皮肉挖去，然后观察毒液是否渗入骨头，如果骨色变青紫，那么便轻轻刮去变色的部分。

中医外科可以追溯到原始社会，当时的人们采集野果、与野兽搏斗，难免会被树枝刮伤、野兽咬伤。人们受伤后就会用找到的树叶等来包扎伤口，起到止血的功效。在远古时期，最早用于外科手术的是一种锐利的楔形石块，称为砭石。人们用它来刺破患处，排脓放血。到了周代，当时的宫廷医生分为四科：食医、兽医、疾医、疡医。其中疡医就相当于现在的外科医生。马王堆汉墓出土的《五十二病方》记载了汉代以前突出的外科学成就。东汉华佗的外科手术水平很高，还发明了麻沸散。《三国志》与《后汉书》都有华佗的传记，并对其手术进行了描述。华佗可以做开腹手术，患者服用麻沸散后会全无痛觉。

## 说一说

你还知道哪些与华佗有关的故事呢？试着把你知道的故事讲给你的同学们听。还可以回家问问爸爸妈妈，他们知道华佗的故事吗？

# 薤叶芸香解瘴毒

**读一读**

　　诸葛亮出兵讨伐孟获，多次遇到危险。在第五次与孟获交战的时候，士兵误饮了有毒的泉水，加之行军途中感染了瘴气（常见于山林之间，因温度、湿度过高而产生的一种有毒气体），因此暂时休息以整顿兵马。诸葛亮感慨自己出兵不利，正在愁苦之时，有一位当地的老者告诉了诸葛亮为士兵解毒的方法。原来在离军队驻地二十多里远的地方有一处泉水，叫作安乐泉，饮用此泉水就可解士兵所中之毒。此外，安乐泉附近还有一种植物名叫薤叶芸香，让士兵在嘴里含一片薤叶芸香的叶子，就可以免受瘴气之毒了。诸葛亮听后大喜，谢过老者之后，随即带领军士前去寻找安乐泉和薤叶芸香。诸葛亮率领的兵士因口含薤叶芸香之叶，而免受瘴气之害，最终又一次战胜孟获，并将之擒住。

## 学一学

"薤叶芸香"到底是什么神奇的草药？为什么只要嘴里含着一小片叶子，瘴气就不会侵犯人体了呢？薤叶芸香生长在贵州山岭地带，属于比较罕见的药物。花朵是金黄色的，当地人常用此药来解毒、驱避瘴气。现代药学研究发现，薤叶芸香有很好的养生作用，可用来解毒保肝、安神养脑、调节免疫、抗肿瘤、抗菌、抗病毒等，还有很好的美容效果。但因其稀少，所以价格较高。

鱼腥草和薤叶芸香功效相似，比较而言，我们在生活中更容易见到鱼腥草。鱼腥草在我国长江以南各省常见，因其有清热解毒的作用，所以它的抗菌作用和增强免疫力的效果还是不错的。鱼腥草不仅是一味中药，同时也是南方地区一种常见的食物，可以凉拌或炖汤食用，吃起来会有一种轻微的鱼腥味，故名鱼腥草。在你的周围是不是也有人把鱼腥草当作菜肴来食用呢？需要注意的是，鱼腥草有小小的毒性，所以不建议过量、长期食用。

## 说一说

同学们在家中的厨房里有没有见过桂枝、芍药、甘草、生姜、大枣等这些食材？其实它们也都是常用的药材。中医经典著作《伤寒论》中有一个非常有名的方剂——桂枝汤，就是用以上五种药组成的。看到用的都是厨房里做饭的调味料，你是不是觉得这个方子特别简单？要知道，桂枝汤可是被誉为"方剂之祖"，它配伍严谨，临床效果也很好，常被用于治疗感冒、原因不明的低热，在治疗妊娠呕吐、荨麻疹等方面疗效也不错。我们的厨房里竟然有这么多中药是不是很有趣？你还知道哪些调味料可以作为治病的药物吗？

# 公明醉酒饮二陈

　　宋江，字公明，人送绰号"呼保义""及时雨"，《水浒传》中的梁山起义军领袖，在一百单八将中稳坐梁山泊第一把交椅。《水浒传》中有很多关于梁山英雄饮酒的描写，场面有大有小。但是我们不禁也要想，如此豪饮难道不会醉吗？喝多了怎么办？细看原文就会发现，原来他们有解酒的好办法。第二十一回讲到，宋江因为生了一些闷气，所以喝了几杯闷酒，摇摇晃晃地走在街上，碰到了卖汤药的王公。王公知道宋江"夜来酒醉"后，就给宋江喝了一碗"醒酒二陈汤"，让他解一解酒气。

学一学

　　二陈汤是祛（qū）痰名方，具有理气和中燥湿的作用。但它真的能醒酒吗？二陈汤的药物组成有茯苓、半夏、陈皮、

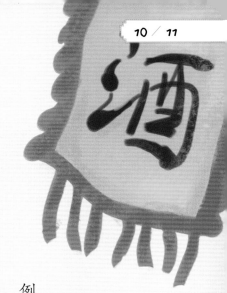

甘草、生姜、乌梅六味药。茯苓利水渗湿，陈皮理气，这些都能促进人体的新陈代谢。方中的甘草、生姜健脾和中，乌梅生津，对缓解酒后呕吐恶心、头晕心悸大有裨益，所以酒后喝一点二陈汤还是很好的。但小说中在"二陈汤"的前面还加有"醒酒"二字，王公给宋江喝的二陈汤可能还增加了一些其他的醒酒药物。中药中有很多药物都具有解酒的功效，例如白扁豆、菊花、葛根花、高良姜、草果等。

## 说一说

梁山好汉多好饮酒，武松酒后上景阳冈醉打猛虎，李逵醉酒后杀敌，鲁智深醉打镇关西。这些场面描写是文学作品塑造英雄形象的需要。但在生活中可不要刻意模仿，我们提倡适量饮酒，酒后还应及时解酒。我们也可以学习制作一些醒酒的汤来给爸爸妈妈喝酒后服用。你给他们做过什么醒酒的汤呢？有没有做过二陈汤？

## 做一做

我们自己做"二陈汤"的时候不必完全按照方中的六味药配伍。可以选择陈皮、甘草各10克，乌梅7颗，生姜5片，在小砂锅中放入400毫升水，小火煎煮20分钟左右，剩下约100毫升水时即可饮用。可以给家里人试一试这个解酒方。

以上四种药物在生活中很常见，生姜、乌梅在厨房中就能找到，而甘草、陈皮在中药店里也可以买到。陈皮就是我们俗称的橘子皮，我们可以自己把橘子皮保存起来晒干，再和药店里的陈皮做做比较，看看它们有什么不同。

# 武松识破蒙汗药

**读一读**

　　武松因替哥哥报仇杀死了潘金莲和西门庆，被判充军发配。这一天，武松与两位押解他的差役大热天赶路，走到中午的时候三人又渴又饿，于是就想去买些酒肉来吃。忽然远远地看见一个土坡下有数十间草屋，草屋边的柳树上还挑出个酒帘儿。三人一见非常高

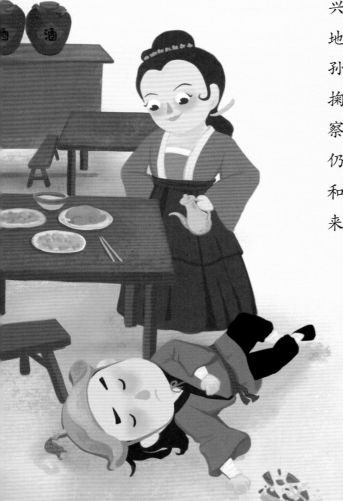

兴，就一路向这家小酒店走来。此地名为十字坡，店里的女主人名叫孙二娘，见武松等人进来便笑容可掬地给他们上酒切肉。武松暗自观察这位女店主，虽然满面堆笑，但仍然掩盖不住她眼角和眉梢的杀气和凶光，便暗自留意。想起一路走来，听别人说起过这十字坡有家黑店，莫非就是此处？武松识破了孙二娘酒里下药的伎俩，便打算教训一下她。于是他假装喝下放有蒙汗药的酒而摔倒在地。孙二娘得意之时放松了警惕，伸手去抓佯装迷倒的武松反被抓住。

## 学一学

　　"蒙汗药"到底是什么？这种药物真的
存在吗？

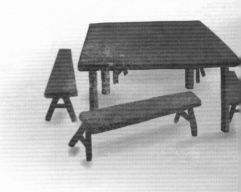

　　事实上，蒙汉药是真的存在的，类似于
我们现在的麻醉药。我国应用麻醉药历史悠
久，可以上溯到战国时期，战国时代的名医
扁鹊曾用"迷酒"将人昏迷，术后又投以"神
药"使患者清醒。但它是由哪些药物构成的，
还存在一些分歧。中药中有一味药叫曼陀罗，最早由印度传入中国，
现代研究明确指出，这种药物有强烈的致幻和麻醉作用，可以作为
麻醉药使用。相传东汉时期的神医华佗在进行外科手术前给病人使
用"麻沸散"，元代著名的骨伤科医生危亦林，做手术时用的麻醉
药是"乌头散"。这些麻醉药中都有曼陀罗。到明朝时，曼陀罗作
为麻醉药已经很常见了。但是曼陀罗有剧毒，如果使用不当会出现
神志模糊、四肢发冷等中毒表现，严重者甚至会死亡。所以，一定
要在医生的指导下使用，不要轻易去接触这些药物。

## 认一认

　　古代医家常用于麻醉的
药物主要有：曼陀罗花、川
乌、细辛、蟾酥等。蒙汗药
作为古代常用的迷药，成分
与麻醉药相仿，很多英雄好
汉都栽在了蒙汗药上，你认
识这些导致大英雄被困的药
物吗？

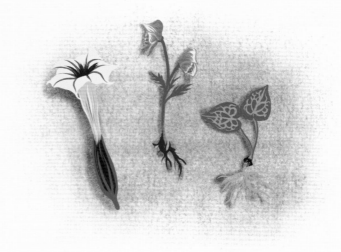

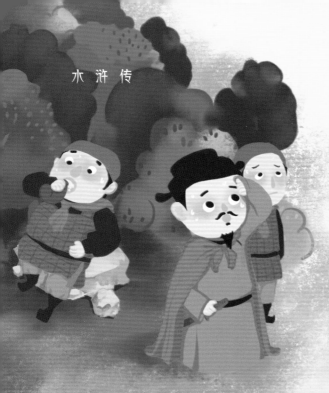

# 宋江避暑疗军兵

**读一读**

　　宋江带领大军征讨王庆，当部队行进到阳翟城外时，正值夏日，暑热难当，不少士兵都中暑了，宋江便让大部队驻扎在城外的树林深处避暑休整。随后，宋江挑选了三万精兵，开始布置战术。这时公孙胜说道："兄长筹划得真是妙呀！只是我们军中许多人都中暑了，倘若敌军趁机攻来，我们就算有十倍于敌人的兵力，也很难取胜。还是让我先施一些小法术，让众人除去暑气，身体健壮，才好继续作战。"说罢，他便施起法术。不一会儿，凉风便吹了过来，天上的云也飘来遮住了阳光，人马都在舒爽阴凉之处，大家很是高兴，纷纷称赞公孙胜有本事。

## 学一学

宋江带领的军队中暑的原因主要有两个：一是天气过于炎热，军士长时间暴露在炎热的环境中；二是军士比较疲劳，又很少饮水。为了缓解军队中暑的症状，宋江把军队带入了凉爽地带。接下来公孙胜作法吹来凉风这事确实不太靠谱，这只是文学著作中虚构的事情，同学们不必当真。

我们如果在夏天出现了大量出汗、头晕、眼花、无力、恶心、心慌、气短等症状，就要注意啦，很有可能是中暑了。此时该怎么办呢？首先，要到阴凉通风的地方休息，解开衣领，用浸湿的冷毛巾敷在头部，再服用藿香正气水等祛暑的药物。这时候还一定要多喝水。一般中暑症状较轻的时候，经过休息便会逐渐转好。但中暑较为严重的时候，应立即到医院救治。

我们该如何避免中暑呢？首先，在炎热的夏天，尤其是烈日当空的中午，要注意避免长时间的户外活动，同时也不要做剧烈运动。其次，炎热的夏天如何穿衣也是很有学问的，穿衣不宜过多；还要注意衣服的散热效果，保证身体的热量能够散出；若外出的话，除了准备防晒的遮阳伞、帽子之类的物品，也要注意穿着有防晒作用的衣服，避免晒伤皮肤。第三，室内空调的温度设置不宜过低，也不应长期开启空调，还要注意室内的通风。第四，还要多休息，最好午休半小时。第五，要多喝水，可以在水中加入少量食用盐；也可以喝一些绿豆汤，不仅解渴，还能防暑。最后还要注意，不要多吃冷饮，夏季贪凉饮冷容易导致多种疾病。

## 说一说

你觉得宋江的做法对吗？若是你，你会怎么做呢？

# 卢俊义命丧水银

宋江率领自己的众位兄弟，最终平定了叛乱。但梁山诸位好汉死伤惨重，很多人心灰意冷，有的不愿意再回朝廷做官，索性出家做了和尚。宋江、卢俊义等人接受了朝廷的封赏。此时，高俅、杨戬等人又心生歹计，预谋陷害卢俊义。毫不知情的卢俊义接到皇帝宣召进京的诏书后，并未迟疑，立刻回京。皇帝当面赐卢俊义御酒，高俅等人已经在酒里加入了水银。卢俊义喝了御赐之酒后，在回泸州的路上感觉腰部疼痛难忍，身体活动困难，无法骑马，只得换船继续前进，最终落水而亡。

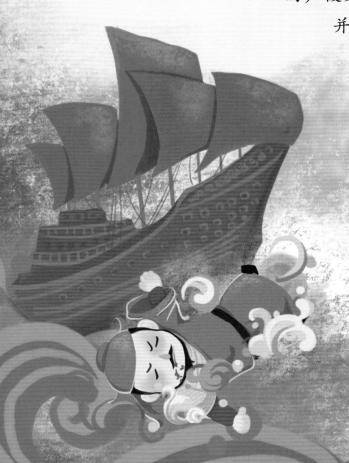

卢俊义最终被毒害，而这毒药就是水银。水银学名汞，主要来自朱砂（硫化汞）。在我国古代，人们曾

一度认为服食朱砂可以长生。这种错误的认识来源于我国古代的炼丹术士，硫化汞曾被术士认为是炼制丹药必不可少的原材料。后世发现，水银是有毒的药物，所以高俅等人才会在卢俊义的酒杯中下此毒药。但在医疗中，水银却有它的价值，主要用来杀虫和治疗皮肤病，以外用为主。

《水浒传》中出现的剧毒药物还有砒霜，潘金莲就是用此药毒死的武大郎。

砒霜的学名是三氧化二砷。它与水银一样是古老的剧毒药物之一，因其无臭无味，外观又呈白色霜状粉末，故称砒霜。人们一直认为砒霜是剧毒之药，把它视为杀人工具。但在我国明代，有一位叫陈嗣成的医生，他发现用含有砷的药物可以辅助治疗梅毒，这是古代医家运用砒霜治疗疾病的一个重大发现。现代科学发现，砒霜若能被合理使用可以用来治疗某些血液病。正有越来越多的科学家从事对砒霜的研究，希望这种剧毒的药物可以在医疗上发挥它应有的价值。

砒霜和水银一样有剧毒。但若合理使用，它们也都是治病的良药。但要特别注意，不可以随意碰触这些有毒药物。

## 说一说

我们生活中使用的一些物品也含有水银，比如水银体温计。我们在使用的时候应该小心谨慎，若不小心摔碎了，千万不要用手直接去接触漏出的水银。因为水银体温计的使用存在这样的隐患，所以水银体温计正在被方便安全的电子体温计逐渐取代。同学们，你们使用过水银体温计吗？说一说你知道的使用注意事项吧！

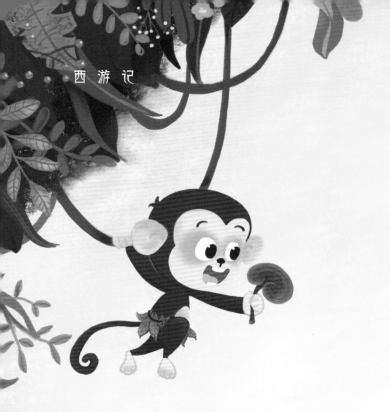

# 花果山上中药多

**读一读**

  美猴王孙悟空在花果山上每天和山中的动物一起玩乐，过得十分快活。有一天美猴王决定去拜师学艺，猴子们就到山中采仙桃，摘异果，刨中药，设宴欢送美猴王。"熟煨山药，烂煮黄精，捣碎茯苓并薏苡，石锅微火漫炊羹"，猴子们采摘了山药、黄精、茯苓、薏苡仁等食物，其实这些食物也是常见的中药药材。中药主要来源于一些植物的根、茎、叶、果，某些动物的内脏、皮、骨，以及各种矿物等，但是因为植物药的种类占了中药的很大比例，所以中药也称中草药。

**学一学**

山药，古代又称薯蓣，是我们生活中常见的一种食物，更是一种很好的药材。山药主要产于我国的河南省，一般认为河南焦作地区（古称怀庆府）生产的山药品质最好，有"怀山药"之名。山药具有益气养阴、养胃健脾的功效，所以常配伍人参、白术等药益气健脾。山药在我们的餐桌上也是很受欢迎的食品，同学们有没有吃过蓝莓山药、拔丝山药呢？

薏苡仁就是我们常见的薏米，也是一味具有利水渗湿健脾功效的中药，在我国大部分地区都有种植。《神农本草经》记载它有缓和拘挛、渗湿除痹的作用，后世医家常用的代表性方剂为"薏苡仁汤"。薏苡仁还可以直接用来熬粥食用。湿热的夏天，很多人会用赤小豆（或红豆）和薏苡仁熬粥，因为赤小豆和红豆也有渗湿清热的作用，所以健脾除湿的效果更好。现代研究还表明，薏苡仁具有抗癌和降血糖的作用。

**认一认**

山药、薏苡仁入药效果好，食用营养价值高，都是药食两用的中药药材。你们认识它们吗？

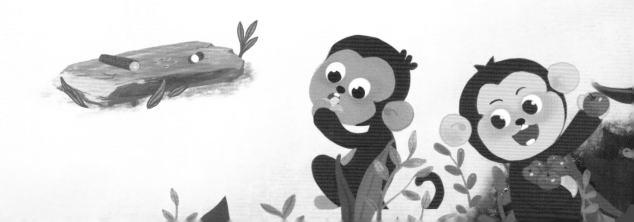

# 太上老君的丹药

读一读

孙悟空奉玉帝之命，负责掌管蟠桃园。因听说王母的蟠桃大会并未邀请他参加，十分恼怒，便去到瑶池胡闹一番。等他吃喝得差不多，便打算起身回园中休息，谁知却迷迷糊糊地走到了太上老君的兜率天宫。孙悟空对太上老君的仙丹向往已久，今天恰好有此机会，他是绝对不会放过的。此时太上老君正在三层高阁朱陵丹台上给神仙们讲道，孙悟空见四处没人，便径直走进了丹房里。丹炉的旁边放着五个葫芦，葫芦里装的正是太上老君炼制的金丹。孙悟空见了高兴地自言自语道："这金丹真是宝贝呀，我自从习道以来，正打算炼些金丹，今天正好碰到此物，趁着太上老君不在，我吃几丸尝个新鲜。"说罢，便把葫芦里的金丹全部倒了出来，像吃炒豆一样吃了起来。

学一学

同学们想一想，如果你生病了，爸爸妈妈让你吃中药，你首先想到的是不是苦苦的汤药呢？事实上，汤药只是中医方剂中的一种剂型。此外，还有丸药、散剂、膏类、片剂、胶囊、口服液、丹剂等多种类型。太上老君炼的金丹就属于丹剂。下面我们就一起来了解一下丹剂吧。

丹剂类药物在我国已有 2000 多年的历史了，是以某些矿物类药物经过高温炼制而成的，可以用来治疗疾病。早在《周礼·天官》就有"疡医疗疡，以五毒攻之"的记载。丹药是中国古代的术士们发明的，在古代，丹药代表的意思有两个，一为仙丹，二为普通药剂。

汉代时道教兴起，道教中人的理想是追求长生不老，因此痴迷于炼丹术，认为吃了这些仙丹能够长生不老。孙悟空偷吃的仙丹，就是很多神话小说中提到的长生不老的仙药。实际上，世界上并没有长生不老的仙药。丹药的炼制原材料多为矿物质，有很大的毒副作用，长期服用此类药物会使人体内有毒的物质增多，反而会导致中毒。中国古代很多皇帝，为追求长生不老，痴迷于服食道士炼制的丹药，最后反而送命于这些药物。

不过，作为普通药剂型的丹药在治病的过程中还是发挥了很重要的作用。比如说紫雪丹，是一种用来治疗高热不退、烦躁不安、昏迷的内服丹药，对治疗小儿高热惊厥有很好的疗效。丹药还常作为外敷药来使用，使用时常常研成细粉涂敷在疮面上，用来治疗皮肤溃烂、感染，效果很好，例如轻粉、红升丹、白降丹等。但因丹药中的有毒成分，它们的使用又多受到约束和局限。

**说一说**

你的家里是否也有常备的中成药呢？把它们找出来，说一说它们分别是哪一种剂型吧。

西 游 记

# 人参果不是人参

　　唐僧师徒一行人来到五庄观，童子给唐僧送来人参果品尝，但是唐僧因为看它状如婴儿，心生怜悯没有吃。猪八戒得知人参果名贵后便怂恿孙悟空偷来人参果，并与沙和尚一同分享。童子得知后，把他们大骂了一顿，悟空大怒，用金箍棒打断了人参果树。要知道这人参果特别名贵，三千年一开花，三千年一结果，再过三千年才能成熟。闻一闻，就活三百六十岁；吃一个，就活四万七千年。五庄观观主镇元大仙得知孙悟空打断了人参果树，便把师徒一行全部抓住，要求救活人参果树才能放他们离开。悟空费尽九牛二虎之力，终于找到观音菩萨，用玉净瓶中的水救活了人参果树。

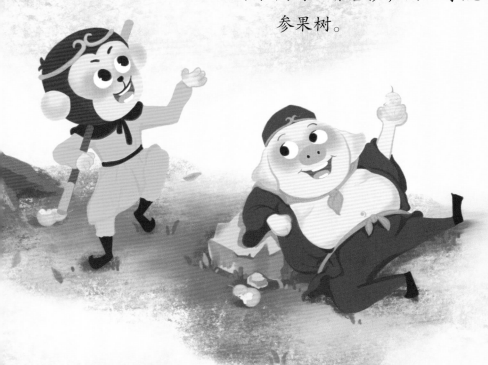

## 学一学

　　人参果是一种水果，又名长寿果，果实成熟时果皮呈金黄色，外形似人类的心脏，可不是电视里演的那种形状哦。当然，也不会九千年才成熟，更不会吃了就长生不老。人参果的果肉味道似酸梅，尝起来脆爽可口，鲜美多汁，受到人们的喜爱。它是一种营养丰富的食品，具有高蛋白、低脂肪、低糖分等优点，同时富含维生素与矿物质。

　　人参则是一种名贵的中药材，早在《神农本草经》中就记载了人参有补益人体的功效。它味甘、微苦，性微温，药用价值非常高，具有大补元气、生津止渴、安神益智等功效，可以在危急时刻救人性命。人参主要产于中国东北，是著名的"东北三宝"之一，有"本草之王"的美誉。人参果并不是人参所结的果，而是另一种科属的植物，两者虽然都是滋补佳品，但二者是不同的。

　　人参又因产地、入药部位和加工方法的不同而有不同种类。它们的作用也不完全相同，但都属于补益人体的药物。

　　如：野山参：野生人参。

　　　　林下参：在山林间自然生长的人参。

　　　　园参：人工栽培于园地的人参，此类也是最为常见的人参。

　　　　西洋参：源自于美国、加拿大的人参，在我国部分地区也有栽培。

　　　　高丽参：来自于朝鲜、韩国的人参。

## 说一说

　　有人会把人参浸泡在酒里，自己制成人参酒，慢慢饮用。同学们见过人参吗？你见到的人参属于哪一类呢？请跟大家说一说。

# 悟空巧断国王病

　　唐僧师徒四人一路西行来到朱紫国，因知悉国王病重，悟空自作主张要给国王医治。悟空跟随国王的侍从来到国王的寝宫外面，拿出三根金线吩咐国王的侍从分别系在国王手腕的寸、关、尺三个部位。悟空透过窗棂把三根金线拿在手中，认认真真地通过三根线给国王诊病。他最后高声报出国王的脉象，并说出国王的病是惊恐忧思所致。

　　国王听后惊叹不已，认为悟

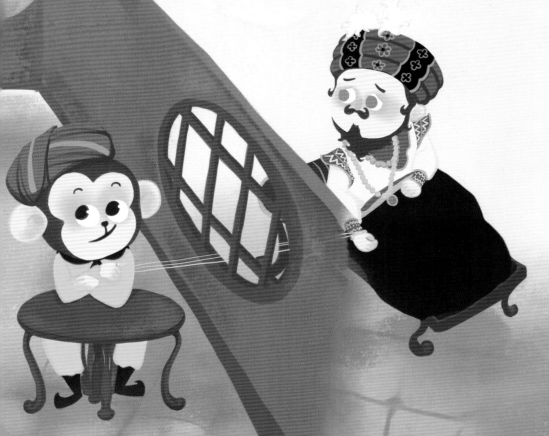

空的诊断非常准确，并且要求悟空给开方用药。

## 学一学

脉诊是中医四诊之一，悟空给国王诊病使用的方法即脉诊中的"悬丝诊脉"。中医诊脉的部位分别在人的左右手腕的寸、关、尺三部，医生会用自己的食指、中指、无名指分别按压这三个部位，以此来感知病人身体的情况，诊断疾病。但悟空把三根线系在这三个部位，也能准确诊断吗？历史上是否真有悬丝诊脉之事？

为了弄清这个问题，曾有人专门请教北京四大名医之一的施今墨老先生。施老先生曾给清廷皇室内眷看过病。他介绍说，悬丝诊脉可说是亦真亦假。所谓真者，确曾有其事，真有医家给人诊病时用到这种方法；所谓假者，悬丝诊脉纯粹是一种形式。后宫里的嫔妃生病请太医看病时，总要由贴身的太监来给太医介绍病情，医生也总是详细地询问患者的情况，诸如舌苔、大小便、饮食、睡眠、患者具体症状、生病的原因等。其实询问这些情况都是为了对诊断病情提供依据，当详细了解了患者的病情后，太医也就心中有数了，尽管不能摸到患者的脉象，也能够顺利地得出诊断。而这时候再用上悬丝诊脉，也就只是一种形式了。

## 说一说

在古代宫廷中，太医给女性患者看病是不能直接摸脉的，但不摸脉象怎么能诊断疾病呢？所以太医们就想出了悬丝诊脉的办法，实际上主要还是通过询问患者的症状及相关情况做出的判断。同学们，你知道悬丝诊脉是怎么回事了吧？试着把你知道的有关悬丝诊脉的故事讲给别人听吧！

# 饭后漱口有讲究

## 读一读

　　林黛玉刚刚到贾府之时，步步留心，时时在意。在用饭的时候，也是小心谨慎地观察别人如何做。刚用完饭，有丫鬟捧了茶递送上来。林黛玉在自己家里时，父亲告诉她饭后不要立刻饮茶，但她此时也不得不跟随众人把茶接过来。随后又看到丫鬟捧着漱盂来，才知道之前端来的茶是漱口的，接下来第二次上的茶才是为了饮用。黛玉小心谨慎地跟随众人一一做了下来。

## 学一学

　　古人以茶漱口的习惯由来已久，既是一种礼节，也是一种保持口腔卫生的养生保健方法。饭后嘴里有残留的食物，所以要及时地漱口。茶中含有茶多酚，具有一定的保健作用。此外，龋齿等口腔疾病的诱发因素是酸性食物在口腔的发酵，而茶叶大多为碱性，可以中和酸性，降低龋齿的发生概率。

　　古人对口腔卫生是非常

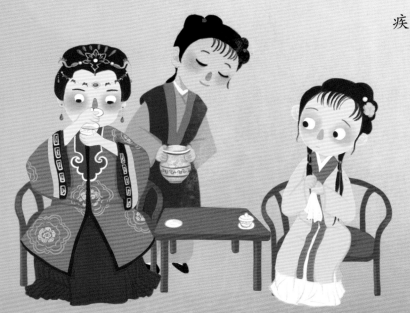

重视的，也比较看重牙齿的健康和美观，形容美女时常常会用到"明眸皓齿"。他们保护牙齿的方法也很多，除了以茶漱口外，酒和盐也可以用来漱口，因为它们都有杀菌消炎的作用，所以常被用来饭后漱口。

很多同学都有龋齿，保护牙齿是刻不容缓的事情，那么该如何有效保护我们的牙齿呢？

首先，要每天早晚坚持刷牙。同学们最好选择适合自己的牙膏和牙刷，还要注意正确的刷牙方法，比如用力轻重适度、注意全方位地清理牙齿。如果条件允许，午饭后也要刷牙。饭后漱口也能有效地保护牙齿，特别是在吃完零食或其他甜品之后请记住要立即漱口。保持口腔卫生是我们保护牙齿的第一步。

其次，在生活中要养成良好的饮食习惯。有些食物要少吃，例如甜点、糖果、巧克力、膨化食品等，还有许多食物是有利于牙齿健康的，比如五谷、豆类、鱼、肉、蛋、瓜果和蔬菜等。合理饮食，也有利于保护我们的牙齿。

再者，就是要定期检查牙齿。因为牙齿形状结构比较特殊，早期的牙齿破坏不容易被发现，可能也不会有疼痛感，这时候只有进行牙齿检查才能发现这些疾病。早发现、早治疗，能有效降低牙齿损害的程度。

**说一说**

生活中我们要养成健康的生活习惯，比如说不要熬夜。特别是小朋友们，一定要保证足够的睡眠时间，适量运动，多去室外活动，散步、打球都可以。试一试说出有哪些生活习惯是健康的，哪些是不健康的？把你学到的知识说给大家听吧。

# 薛宝钗与冷香丸

**读一读**

薛宝钗小时候经常咳嗽，吃了很多药都不管用。后来遇见一位出家人，说她出生的时候体内有"热毒"（热毒是中医名词，指人身体内的一种导致生病的因素），就给她开了"冷香丸"。只是这药的配制比较麻烦，需要春天的白牡丹花蕊、夏天的白荷花蕊、秋天的白芙蓉花蕊、冬天的白梅花蕊。然后把这四种花蕊研成细粉末。

还要采集一年四季不同节气的雨、露、霜、雪作为制药用水，再加入蜂蜜和白糖。最后做成龙眼大小的丸药，用一种叫作黄柏的药物煎汤送服。这种丸药的配制在别人听来简直是太不可思议了。

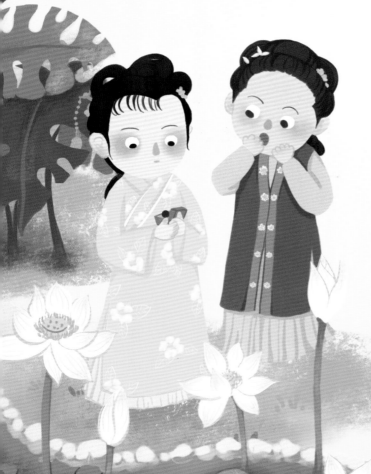

### 学一学

"冷香丸"的制作程序非常烦琐，所用药材与水又很难收集齐全，而且中国古代医学书籍中没有"冷香丸"的相关记载，所以有人认为这是曹雪芹杜撰的药方。"冷香丸"的主要成分是花蕊、蜂蜜、白糖。我们生活中见到的一些中成药，也常有加入蜂蜜和白糖的，例如大山楂丸、健胃消食片等。在传统中医的认识里，很多平常之物都有自己的独特价值。蜂蜜是我们生活中常见的食品，或者冲水喝或者加入酸奶、面包等食品。但它作为药物使用的历史其实非常早。《神农本草经》中就记载了蜂蜜的功效，《本草纲目》中记载蜂蜜具有"清热""补中""解毒""止痛"的作用，可用于治疗脾胃虚弱、咳嗽、咽干，此外蜂蜜还有润肠通便的作用，所以我们便秘的时候可以喝一点蜂蜜水。

姜和红糖也是我们生活中常见的食品。这二者放在一起就是红糖姜水。姜有发散风寒的作用，所以一般因受寒引起的感冒喝一点红糖姜水，效果是很好的。

### 做一做

我们来做一做红糖姜水：首先，切几片生姜（注意别切到手），然后再放几克红糖，最后加入一些水，在锅中煮到水开就好了。这个过程切记要父母陪同。

# 黛玉伤暑饮香薷

**读一读**

时值盛夏，贾府一行人去清虚观避暑乘凉和打醮（jiào）（旧时设坛念经做法事，为人求福消灾），而黛玉平素体质虚弱，在外面可能感受了邪气，回家后中了暑，所以家人为黛玉做了香薷饮解暑汤。

**学一学**

香薷饮是很有名的中医方剂，组成很简单，只有香薷、厚朴、白扁豆三味中药。用沸水冲泡后饮用，治疗中暑的效果十分理想。为什么香薷饮可以治疗中暑呢？中医理论认为，人生活在自然界中，必然受到自然环境、气候变化的影响。那么夏天的气候有什么特点呢？夏季烈日炎炎，第一个特点就是"热"；夏季又经常下雨，尤其南方，房子的墙面上也经常是潮湿的，所以第二个

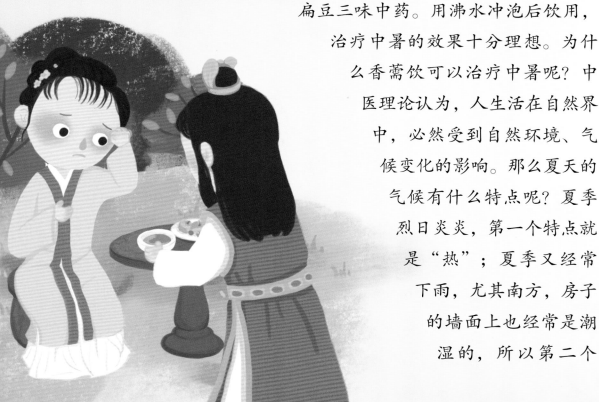

特点就是"湿"了。当我们因湿热气候生病的时候，中医称之为"湿热邪气"致病。热邪会让我们的身体内发生很多变化，在体表的表现就是出汗；湿邪就像在我们身边包围着一圈水蒸气，又像用被子太过严实地包着身体，有点喘不过来气的感觉。从湿邪和热邪的特点，我们可以推测出中暑的症状，首先是发热、出汗，同时还会有头晕、眼花、无力、恶心、心慌、气短等症状。而香薷饮中的主药香薷辛温芳香，可以解暑化湿和中；白扁豆消暑和中，兼能化湿；厚朴可以增强理气化湿之功。三药合用，对于湿热导致的中暑之症治疗效果很好。

## 说一说

除了香薷饮，还有很多的药物可以预防或治疗中暑，像我们前面讲过的藿香正气水，还有清暑益气丸、暑热感冒冲剂等，不知道同学们家庭的小药箱里都准备了哪些药呢？

## 认一认

香薷是治疗夏天感冒的一味良药。《本草纲目》记载："香薷有野生，有家莳。中州人三月种之，呼为香菜，以充蔬品。丹溪朱氏惟取大叶者为良，而细叶者香烈更甚，今人多用之。方茎，尖叶有刻缺，颇似黄荆叶而小，九月开紫花成穗。有细子细叶者，仅高数寸，叶如落帚叶，即石香薷也。"

# 林黛玉与合欢花

**读一读**

秋天桂花盛开的时候，贾府众人在大观园中摆酒宴吃螃蟹、赏桂花。黛玉吃了一点螃蟹后就觉得心口有些疼，宝玉便为她烫了一壶用合欢花浸泡的烧酒来取暖。

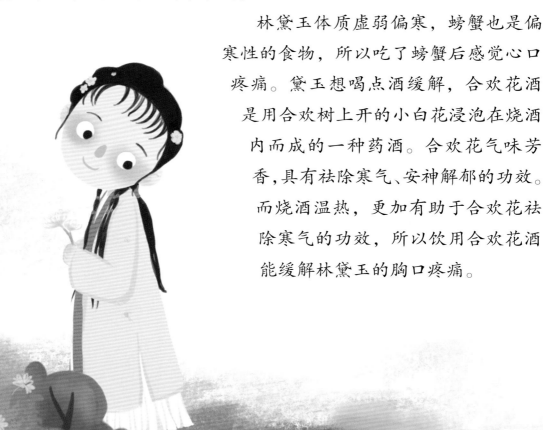

林黛玉体质虚弱偏寒，螃蟹也是偏寒性的食物，所以吃了螃蟹后感觉心口疼痛。黛玉想喝点酒缓解，合欢花酒是用合欢树上开的小白花浸泡在烧酒内而成的一种药酒。合欢花气味芳香，具有祛除寒气、安神解郁的功效。而烧酒温热，更加有助于合欢花祛除寒气的功效，所以饮用合欢花酒能缓解林黛玉的胸口疼痛。

**学一学**

　　我们常见的很多花都是药材，除了合欢花，还有玫瑰花、菊花、金银花等，它们治疗疾病的作用也不尽相同。玫瑰花和菊花可以直接泡水饮用，对身体健康有帮助。但不是所有的花类药物都可以泡水喝的，还有一些花类药物不能长期泡水喝。你知道这是为什么吗？因为有些花类药物是有副作用的。如服用合欢花泡的水能治疗轻度的失眠，但如果长期服用就不好了，因为长期服用合欢花会让人对其中所含有的安定物质产生依赖作用。同学们在生活中不可轻易模仿别人把花类药当茶饮用的。

　　下面我们就来说一说花茶饮用的注意事项。首先，在选用花茶之前，要考虑自己的身体状况，最近身体有没有不舒服，还有自己是什么类型的体质，针对自己的身体状况，选用合适的花类药材，只有对症使用才能有更好的效果，让身体更健康。其次，有些花茶不能长期饮用，比如合欢花、菊花。像我们上面介绍的螃蟹一样，菊花的药性是寒的，当我们体内属热的那部分邪气被驱除后就不适合再饮用菊花茶了，就像我们夏天喝冰镇的饮料来解暑，但是当我们不是那么热的时候就不能再喝很多冰镇饮料了，喝菊花茶也是这个道理。

**认一认**

　　中药中花类药物占有很大的比重，下面的这些花类药物你都认识吗？

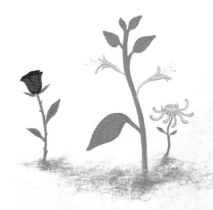

# 四大名著知中医

**图书在版编目（CIP）数据**

四大名著知中医 / 李德杏主编 . —北京：中医古籍出版社，2018.6

（讲好中医故事 / 阚湘苓，李淳主编）
ISBN 978-7-5152-1687-4

Ⅰ.①四… Ⅱ.①李… Ⅲ.①中国医药学—基本知识
Ⅳ.① R2

中国版本图书馆 CIP 数据核字（2018）第 050399 号

责任编辑　王晓曼

封面设计　宝蕾元

出版发行　中医古籍出版社

社　　址　北京市东城区东直门内南小街 16 号（100700）

电　　话　010-64089446（总编室）　010-64002949（发行部）

网　　址　www.zhongyiguji.com.cn

印　　刷　中青印刷厂

开　　本　787×1092　1/16

印　　张　2.25

字　　数　27 千字

版　　次　2018 年 6 月第 1 版　2018 年 6 月第 1 次印刷

书　　号　ISBN 978-7-5152-1687-4

定　　价　29.80 元

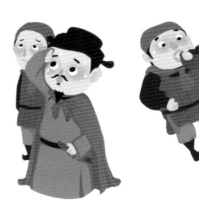